AF315190

COMPTE-RENDU

DES

VACCINATIONS ET REVACCINATIONS

DANS LE 13ᵉ CORPS D'ARMÉE

Pendant les Années 1889-1890-1891

PAR LE

Dr RIGAL

Médecin-Major de première classe du 16ᵉ Régiment d'Artillerie

CLERMONT-FERRAND

TYPOGRAPHIE ET LITHOGRAPHIE G. MONT-LOUIS

Rue Barbançon, 2

1891

COMPTE-RENDU

DES

VACCINATIONS ET REVACCINATIONS

DANS LE 13ᵉ CORPS D'ARMÉE

Pendant les Années 1889-1890-1891

PAR LE

Dr RIGAL

Médecin-Major de première classe du 16ᵉ Régiment d'Artillerie

— · — · —

CLERMONT-FERRAND

TYPOGRAPHIE ET LITHOGRAPHIE G. MONT-LOUIS

Rue Barbançon, 2

1891

COMPTE-RENDU

DES

VACCINATIONS ET REVACCINATIONS

DANS LE 13ᵉ CORPS D'ARMÉE

Pendant les Années 1889-1890-1891

Le rôle de la vaccine comme moyen prophylactique de prévenir les épidémies de variole est bien définitivement établi. L'accord médical est complet sur ses résultats bienfaisants ; les divergences ne portent que sur les moyens d'en assurer une facile et rigoureuse exécution. Tout ce qui peut concourir à ce but doit être divulgué et me paraît devoir légitimer cette communication.

Depuis plusieurs années, la variole est en déclin dans l'armée ; pendant les six dernières années, nous n'avons perdu que 108 hommes et, en 1890, il n'est signalé que 4 décès.

L'amélioration se poursuit donc sur l'ensemble du territoire militaire s'affirmant par des résultats précis ; nous avons le regret de constater que notre circonscription est encore une de celles où l'on signale la permanence d'épidémies locales ; autour de nous : au Puy, à Moulins, Montluçon, Montbrison, Clermont-Ferrand, nous les voyons sévir impitoyables ; à la ville comme à la campagne, des milliers de personnes sont simultanément frappées. Alors que la population civile subit les atteintes du fléau, que dans chaque localité l'on enregistre des décès, nous voyons l'armée presque partout épargnée; c'est à peine si l'on constate, disséminés un peu partout, une vingtaine de cas, tous bénins et sans gravité. Les hommes atteints n'accusent aucune douleur, n'ont pas de fièvre et ne peuvent se croire malades. Les boutons sont frustres, ne révèlent l'affection que sous sa forme la plus atténuée, et ne laissent aucune trace. Trois fois seulement la maladie s'est montrée grave, occasionnant un décès. Les victimes furent trois officiers dont un seul avait accepté de se soumettre à la revaccination.

A Aurillac comme à Clermont, la variole régnait dans ces deux villes au moment où fut atteint le premier soldat. Il est donc bien certain que l'affection fut apportée du dehors et que c'est ainsi qu'ont pris naissance les cas de varioloïdes apparus dans nos casernes. Entourés, comme nous l'avons été, de foyers épidémiques, nous devons aux mesures prises de vaccination et revaccination d'avoir échappé aux ravages sérieux que n'aurait pas manqué de produire le mouvement considérable d'hommes appelés sous les drapeaux.

Pénétrés de cette vérité, nous apportons de nouvelles preuves de la facilité avec laquelle il est possible aujourd'hui de se préserver des atteintes de la contagion; nous espérons ainsi montrer aux pouvoirs publics, dans notre sphère d'activité, que rien ne s'oppose à l'adoption obligatoire d'une mesure que réclame l'intérêt général.

Par son organisation et le mode de fonctionnement de son service, l'armée a déjà fait complète et irréfutable la démonstration de cette vérité. Les résultats généraux en sont connus par la publication annuelle qui en est faite dans la statistique médicale du Ministère de la Guerre. Les résultats partiels concernant la 13ᵉ Région nous intéressent plus particulièrement et me paraissent dignes d'attention.

Une décision du 21 novembre 1888, réglant l'organisation générale du service de la vaccine de l'armée, institue cinq centres vaccinogènes appelés à approvisionner les diverses régions de la France. Le 13e Corps est rattaché au 1er, lequel relève de l'Ecole d'application de médecine militaire. Les directeurs du service de santé de chaque corps d'armée demandent au centre vaccinogène de leur ressort le vaccin dont ils ont besoin; ce vaccin est destiné à l'inoculation d'un nombre de génisses suffisant pour vacciner de pis à bras et pour constituer dans chaque région les sources vaccinales jugées nécessaires. En exécution de la décision précédente, M. le Directeur du Service de santé du 13e Corps d'armée désigna Clermont et Saint-Etienne comme centres de vaccination secondaire et chargea M. Rigal, médecin-major de 1re classe du 16e régiment d'artillerie, et M. Ollivier, médecin-major du 19e régiment de dragons, de leur organisation respective et de l'envoi du vaccin nécessaire aux localités où l'intermédiaire d'une génisse était inutile.

Primitivement et jusqu'à cette date, les vaccinations étaient faites avec du vaccin de provenances diverses : vaccin d'enfant, d'adulte, de génisse, reçu du Val-de-Grâce ou de l'Académie de médecine, acheté aux Instituts de Lyon, de Saint-Etienne, de Montpellier, ou bien préparé sur place. Chaque médecin chef de service s'ingéniait à se procurer en quantité suffisante du vaccin le meilleur possible aux conditions de prix les plus avantageuses.

Les résultats obtenus étaient insuffisants et ne répondaient pas aux efforts déployés. Le vaccin d'enfant était rare, d'un prix élevé, et était devenu de la part des mères de famille un tel objet de lucre que les 15 francs de crédit alloués pour chaque sujet vaccinifère étaient devenus insuffisants. Chacun connaît les dangers d'inoculation auxquels il expose, qui lui sont communs avec celui d'adulte et à toute vaccination de bras à bras. Aussi, dès 1889, n'est-il plus employé qu'exceptionnellement au corps d'armée et cesse-t-il de l'être en 1890. Les vaccins des divers instituts donnaient des résultats fort variables, toujours fort au-dessous des moyennes ordinaires et sans comparaison possible entre eux par suite de la diversité de leur provenance et de celle des opérateurs; enfin, dans certaines localités, l'emploi de la génisse était impossible par suite de la difficulté de s'en procurer pour cet usage et d'insuccès signalés.

Pendant cette période transitoire et durant l'année 1889, en raison des nombreux appels (territoriaux, réservistes et dispensés), le nombre des hommes soumis à l'inoculation s'est élevé au chiffre considérable de 21,475, se décomposant de la façon suivante :

| | VACCINATIONS | | | REVACCINATIONS | | | | | |
| | Vaccinations opérées au Corps | | | Premières revaccinations opérées au Corps | | | Revaccinations successives | | |
	Nombre	Succès	Pour cent	Nombre	Succès	Pour cent	Nombre	Succès	Pour cent
Vaccin animal :									
Lymphe fraîche de pis à bras	17	11	64.7	7989	2538	33.4	438	136	31
Conservé { en tube.........	»	»	»	2106	600	28.4	»	»	»
Conservé { en pulpe glycérinée	185	131	70.8	7699	3923	50.9	694	96	13.8
id.	»	»	»	1585	425	26.8	»	»	»
Totaux......	202	142	70.2	19379	7486	38.6	1132	232	20.5

A ce chiffre il faut ajouter 762 revaccinations (territoriaux, réservistes), dont les résultats n'ont pas été constatés.

De l'examen du tableau précédent, il résulte que les vaccinations opérées au corps ont fourni une moyenne de 70 0/0 de succès.

Les premières revaccinations une moyenne de.. 38 0/0 et les revaccinations successives une moyenne de 20.

Le pourcentage des succès a beaucoup varié suivant la nature du vaccin : la lymphe fraîche de pis à bras ou en tube donne des résultats à peu près analogues entre eux, mais inférieurs à ceux du vaccin conservé en pulpe glycérinée.

Les revaccinations faites avec la lymphe recueillie sur les génisses de pis à bras donnent 34,4 0/0 de succès ; la pulpe achetée aux Instituts vaccinogènes de Saint-Etienne et de Montpellier assure 35,2 0/0. Enfin, la pulpe fabriquée dans les nouveaux centres de Saint-Etienne et de Clermont affirme sa supériorité en donnant sur l'ensemble du corps d'armée une moyenne de 51,2 0/0 de succès.

A partir de 1890, les envois de vaccin proviennent tous des centres de Clermont et de Saint-Etienne ; ils produisent inégalement, mais leur mode de fonctionnement est analogue, l'un et l'autre cherchant à utiliser les ressources locales et mettre à profit les indications fournies à cet égard par le règlement du service de santé, et l'expérience des centres vaccinogènes antérieurement créés.

A Clermont, une place de choix, à l'écart et à l'abri des courants d'air, est réservée dans les écuries communes aux génisses vaccinifères. Cet emplacement est mis et entretenu dans le plus grand état de propreté, par un soldat habitué à donner à ces animaux les soins qui leur sont nécessaires. Le fournisseur de la viande de boucherie, à titre gracieux à Saint-Etienne et moyennant une redevance de 10 francs par tête à Clermont-Ferrand, nous délivre les génisses vaccinifères. Chaque animal âgé de 3 à 6 mois est l'objet d'un choix sévère, contrôlé par le vétérinaire du régiment. Nous avons indistinctement employé des génisses ou des veaux, notre préférence s'exerçant toutefois sur les premières plus faciles à préserver des souillures produites par l'émission des urines. La couleur de la robe nous a paru sans importance ; l'alimentation consiste en une quantité variable de 6 à 8 litres de lait, un barbotage de son, ou du foin, suivant l'âge de l'animal.

La surveillance exercée nous a préservés des troubles digestifs signalés pendant la période de culture vaccinale.

Dix génisses ont été inoculées pour l'année 1890 : trois, à Saint-Etienne, ayant servi à l'inoculation d'environ 5,516 hommes, et sept, à Clermont, ayant fourni du vaccin pour 12,598 hommes. Pour moi, le lieu d'élection des inoculations est la région thoraco-abdominale gauche, la droite étant réservée au repos de l'animal. Sur un rectangle de 0^m35 de hauteur sur 0^m50 de base, la peau est soigneusement rasée et lavée à l'eau chaude boriquée ; dans l'intérieur de ce rectangle sont pratiquées des scarifications au nombre de cent environ par animal; leur longueur est de 0^m025 ; elles sont faites en séries parallèles alternantes espacées de 0^m030. L'inoculation a toujours été faite avec de la lymphe ou pulpe glycérinée expédiée du Val-de-Grâce.

L'opération terminée, l'animal détaché de ses liens est promené quelques instants, puis attaché à la crèche muni d'une muselière en osier. La surface d'opération est protégée par une couverture doublée d'un linge de toile blanc maintenu par des liens.

L'évolution des pustules a toujours été régulière et arrivée à son complet développement dans les limites généralement acceptées du 5e jour. Les résultats que j'ai obtenus me portent à croire que le maximum de virulence est atteint du 4e au 5e jour, et qu'il y a tout avantage à faire sa culture avant le 5e jour. Deux génisses ont fourni du vaccin sans virulence marquée qui avait été recueilli le matin du 6e jour.

Pour la récolte du vaccin, l'animal est étendu sur une table et maintenu immobile ; le rectangle d'inoculation est soigneusement lavé à l'eau bouillie.

Nos instruments consistent en une lancette à manche, une curette tranchante de Volkmann, des pinces de Chambon, des verres de montre, un mortier en verre avec pilon, un couteau-spatule. Pour la récolte de la lymphe, chaque pustule est saisie par sa base entre les mords de la pince et une ou plusieurs scarifications légères sont faites à leur surface.

Une lymphe abondante s'écoule alors par expression et peut servir soit à l'inoculation de pis à bras, soit à sa conservation dans les tubes.

Pour la préparation de la pulpe, la croûte superficielle de la pustule étant détachée, le reste est enlevé avec la curette et le produit du raclage déposé dans un verre de montre ; puis la pustule étant comprimée à sa base, entre les mords de la pince, tout le liquide qui s'écoule de la surface mise à nu sert à arroser les produits du raclage. La bête est alors sacrifiée dans la journée en présence du vétérinaire qui s'assure par l'autopsie de l'état de parfaite santé de l'animal.

La pulpe recueillie est pesée ; cent scarifications nous ont fourni une moyenne de 7 grammes de pulpe arrosée de lymphe. Cette pulpe est additionnée d'une quantité de 15 à 20 grammes de glycérine chimiquement pure. Le mélange est fait avec soin jusqu'à consistance sirupeuse et débarrassé de tous les grumeaux résistants. Ainsi préparée, la pulpe est versée dans des tubes en verre préalablement stérilisés, bouchés au liège, flambés puis obturés à la cire. La contenance des tubes est variable et peut renfermer une quantité de pulpe nécessaire à la vaccination de 20 à 300 hommes. Suivant le nombre de scarifications et le degré de réussite de la culture, chaque génisse peut fournir du vaccin pour deux ou trois mille hommes.

A partir de 1890, les inoculations de pis à bras ou avec la lymphe conservée ne sont plus employées au corps d'armée par suite de l'infériorité des succès généralement obtenus.

La dernière épreuve fut faite sur les recrues du 16e régiment d'artillerie auquel je suis attaché. Les résultats obtenus par ce mode de vaccination ne donnèrent que 41 0/0 de succès, tandis que la pulpe glycérinée recueillie sur la même génisse et expédiée aux divers médecins du Corps d'armée donna entre leurs mains 60 0/0 de succès. La supériorité de la vaccination avec la lymphe glycérinée nous paraît donc définitivement acquise; MM. les professeurs Collin et Vallin admettent que la preuve est faite et que la fabrication de la pulpe est actuellement le meilleur procédé pour avoir le vaccin le plus actif.

Le nombre total des hommes inoculés dans le 13ᵉ Corps, pendant l'année 1890, s'élève au chiffre de 18,114 ayant fourni 6,042 succès.

| | ARMÉE ACTIVE | | | | | | | | RÉSERVISTES ET TERRITORIAUX | | | | | | | | |
| | Vaccinations opérées au Corps | | | Premières revaccinations opérées au Corps | | | Autres revaccinations | | | Vaccinations opérées au Corps | | | Premières revaccinations opérées au Corps | | | Autres revaccinations | | |
Vaccin animal :	Nombre	Succès	Pour cent	Nombre	Succès	Pour cent	Nombre de vaccinations	Succès	Pour cent	Nombre	Succès	Pour cent	Nombre	Succès	Pour cent	Nombre de vaccinations	Succès	Pour cent
Conservée { Lymphe en pulpe glycérinée	135	93	69	6692	3324	49.6	4030	915	22.7	7	3	42.8	4896	1242	25.3	2354	465	19.7
Totaux.......	135	93	69	6692	3324	49.6	4030	915	22.7	7	3	42.8	4896	1242	25.3	2354	465	19.7

L'examen du tableau précédent montre qu'il existe encore 135 hommes n'ayant jamais subi d'opération. La moyenne des résultats obtenus, 69 0/0 inférieure à ce qu'elle est habituellement, doit certainement être attribuée à ce que les traces d'une première vaccination ayant disparu, ces hommes ont été notés comme n'ayant jamais été vaccinés.

Le plus grand nombre des régiments ont en effet obtenu des résultats de 100 0/0.

Les premières revaccinations ont donné 49,6 0/0 de succès et les autres revaccinations, 22,7 0/0.

Les hommes variolés avant leur arrivée au corps ont donné 60 0/0 de succès. Ce chiffre élevé rentre dans la loi générale connue que la variole ne crée pas d'immunité permanente.

Les résultats obtenus sont à peu près les mêmes pour les deux centres vaccinogènes et supérieurs à ceux de l'année précédente.

Les scarifications constituent le procédé de choix adopté par les médecins du 13ᵉ Corps d'armée. Elles déterminent une ligne vaccinale nettement caractérisée, à évolution franche, ne donnant que très exceptionnellement des résultats douteux.

Le nombre des indisponibles très peu élevé n'a nécessité que quelques journées d'exemptions de service. Il n'est fait mention que d'un seul accident, du reste sans gravité, et dû à un phlegmon de l'aisselle. Ces heureux résultats doivent être attribués à la bénignité de l'opération et aux soins avec lesquels elle est pratiquée.

La dépense totale, pour l'année 1890, a été de 264 francs : pour Clermont, 208 francs ; 56 francs pour Saint-Etienne. Les frais ont été de 29 francs par génisse, à Clermont, et de 18 francs à Saint-Etienne ; cette différence tient à ce que les animaux de Saint-Etienne, généralement plus âgés, sont nourris avec du foin, tandis qu'à Clermont ils ont été alimentés avec du lait et qu'une allocation de 10 francs par tête est allouée au fournisseur de cette localité. La dépense par vaccination a été de 0 fr. 014, et, par succès, de 0 fr. 044. Ce chiffre déjà bien minime est, en réalité, moins élevé si l'on veut bien tenir compte que toute la quantité de vaccin produite n'a pas été utilisée.

Pour 1891, l'ensemble des résultats obtenus dans la circonscription de Clermont-Ferrand est supérieur à celui des années précédentes. Voici ceux qui ont été fournis pour les soldats du contingent récemment incorporés, et obtenus avec de la pulpe glycérinée préparée par nos soins :

Vaccin animal	Pulpe glycérinée	RÉGIMENTS	ARMÉE ACTIVE									RÉSERVISTES ET TERRITORIAUX								
			Vaccinations opérées au Corps			Premières revaccinations opérées au Corps			Autres revaccinations			Vaccinations opérées au Corps			Premièrss revaccinations opérées au Corps			Autres revaccinations		
			Nombre	Succès	Pour cent	Nombre	Succès	Pour cent	Nombre	Succès	Pour cent	Nombre	Succès	Pour cent	Nombre	Succès	Pour cent	Nombre	Succès	Pour cent
Vaccin animal	Pulpe glycérinée	105e d'infant.				297	151	50.8												
		92e —				649	447	68.8												
		13e escadron du train.				153	118	77.1				25	18	72						
		16e d'artillerie	9	9	100	441	330	74.8	172	60	34.8									
		36e d'artillerie				460	390	84.7												

Les résultats obtenus sont signalés comme étant très
marqués et les pustules d'une netteté typique.

De cet exposé se dégagent certains faits que je crois
utile de présenter sous une forme précise :

Les vaccinations et revaccinations nombreuses opérées
dans le 13e Corps d'armée ont incontestablement préservé
les troupes des atteintes de la variole qui a exclusive-
ment sévi sur la population civile.

La supériorité de la pulpe sur la lymphe vaccinale est
définitivement établie dans la proportion de 3 à 1.

Le maximum de virulence des pustules est atteint au
commencement du 4e jour et va s'atténuant à partir du 5e.

Le produit du raclage des pustules arrosé de toute la
lymphe qu'il est possible d'obtenir par expression et addi-
tionné de glycérine jusqu'à consistance sirupeuse nous a
fourni nos meilleurs résultats.

Les scarifications constituent le procédé de choix donnant des pustules typiques.

Le pourcentage des succès primitivement au-dessous de 50 0/0 s'est élevé à une moyenne de 72 pour les premières revaccinations, et de 20 à 34 pour les revaccinations successives.

La dépense de 0 fr. 014 par homme inoculé a été de 0 fr. 044 par succès pour l'année 1890.

De tels faits sont pour tous un enseignement, notamment pour les pouvoirs publics hésitant à rendre obligatoire une mesure réunissant de tels avantages : succès incontestés, innocuité absolue, dépenses insignifiantes.

Clermont-Ferrand. — Imprimerie Mont-Louis, rue Barbançon, n° 2.

DU MÊME AUTEUR :

De la pourriture d'hôpital. — Thèse de doctorat. Paris 1871 ;

Observation de réduction de luxation complète de l'astragale. — Recueil des mémoires de médecine et chirurgie militaire, 1875 ;

Des accidents de la guerre des mines. — Revue militaire de Médecine et Chirurgie, 1881 :

Recherches expérimentales sur l'atrophie du testicule consécutive aux contusions de cet organe. — Archives de Physiologie normale et pathologique, 1878-1879 ;

Observation pour servir à l'histoire de la chéloïde diffuse xanthélasmique. — Annales de Dermatologie et de Syphiligraphie, 1880 ;

Recherches expérimentales sur la formation du cal et les modifications des tissus dans les pseudarthroses (en collaboration avec W. Vignal, répétiteur à l'Ecole des Hautes-Etudes. — Archives de Physiologie normale et pathologique, 1884 :

De l'aptitude physique et de ses modifications sous l'influence des marches en pays de montagnes. — Revue militaire de Médecine et Chirurgie, 1883.